Referent: Privatdozent Dr. G. LEONHARDI
Korreferent: Professor Dr. F. HOFF

ISBN 978-3-662-24195-0   ISBN 978-3-662-26308-2 (eBook)
DOI 10.1007/978-3-662-26308-2

Die Arbeit erschien unter den Namen LEONHARDI und BAIER
im „Archiv für klinische und experimentelle Dermatologie"
Band 207, S. 554—575 (1958)

Die Störungen im Porphyrinstoffwechsel können klinisch und chemisch unterschieden werden. In diesen Fällen kommt es im Organismus zur Anhäufung von Porphyrinen, die als Zwischenprodukte bei der Häminsynthese entstehen. Es werden einerseits vermehrt Porphyrine gebildet, die zur Erkrankung verschiedener Organe führen, wobei Symptome an der Haut, dem Magen-Darmtrakt und dem Nervensystem auftreten. Andererseits werden Abweichungen vom Porphyrinstoffwechsel beobachtet, die keine klinischen Symptome hervorrufen. Bei beiden Störungen werden die Porphyrine durch die Nieren ausgeschieden und können im Harn nachgewiesen werden. Die bisherigen Untersuchungen haben gezeigt, daß bei den verschiedenen Formen dieser Stoffwechselstörungen bestimmte Unterschiede in der Porphyrinausscheidung im Harn bestehen.

In der vorliegenden Arbeit wurden die Porphyrine und deren Isomeren im Harn von Patienten untersucht, die an der cutanen Form der hepatischen Porphyrie erkrankt waren. Neben der quantitativen Bestimmung des Porphobilinogens, der ätherlöslichen Porphyrine und des ätherunlöslichen Uroporphyrins wurden papierchromatographische Methoden zur Trennung der einzelnen Porphyrinkomponenten und ihrer Isomeren angewandt. Dabei sollten die bisherigen Kenntnisse über die Beziehungen zwischen Dermatose und Porphyrinausscheidung erweitert und die Wirkung bestimmter therapeutischer Maßnahmen auf den Porphyrinstoffwechsel untersucht werden.

*Zur Chemie der Porphyrine.* Die Porphyrine gehören zur Klasse der Pyrrolfarbstoffe, deren Grundskelet das Porphin ist (s. Formelbild). Die Erkenntnisse in der Chemie der Pyrrolfarbstoffe wurden besonders durch HANS FISCHER und seine Schule [14,15,17] vertieft. Porphin wird aus 4 Pyrrolringen aufgebaut, die durch 4 Methinbrücken zu einer Ringverbindung vereinigt sind. Wird der Wasserstoff der 8 äußeren C-Atome des Porphins durch verschiedene Seitenketten substituiert, so ergeben sich charakteristische Porphinderivate, d. h. die eigentlichen Porphyrine. Eine der hervorragendsten Eigenschaften der Porphyrine ist ihre Fähigkeit zur Bildung von Metallkomplexverbindungen. Die Bezeichnung ,,Hämin" erfaßt im weiteren Sinne die

Porphyrin-Fe-Komplexsalze ohne Rücksicht auf die Wertigkeitsstufe des Eisens. Die Hämine sind in der Natur weit verbreitet; sie bilden die prosthetische Gruppe des Hämoglobins, des Myoglobins und gewisser Zellfermente (Cytochrome,

Pyrrol- und Porphinring

Cytochromoxydase, Peroxydase, Katalase). Durch entsprechende Anordnung der Substituenten sind zahlreiche Isomerien zu erwarten. Sind am Porphinring 2 Arten von Seitenketten vorhanden (z. B. im Koproporphyrin die Methylgruppe und die Propionsäure), und besitzt jeder Pyrrolring je eine davon, so sind 4 Isomeren möglich, die als Typ I, II, III und IV bezeichnet werden. In Abb. 1 sind am Beispiel des Koproporphyrins die 4 Möglichkeiten aufgeführt (LEMBERG[29]).

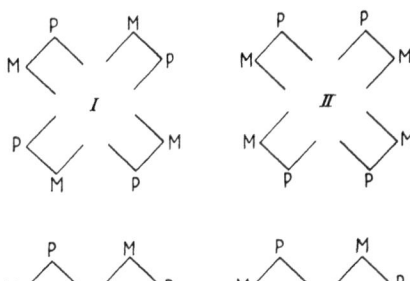

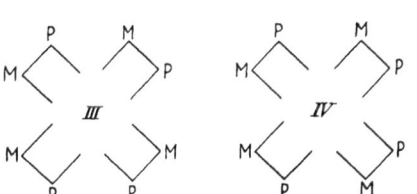

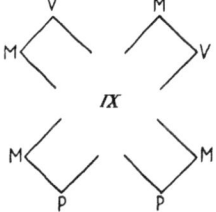

Abb. 1. Die 4 Isomeren des Koproporphyrins. P Propionsäurerest, M Methylrest

Abb. 2. Protoporphyrin IX. V Vinylrest

Alle natürlich vorkommenden Porphyrine dieser Reihe, sei es als freie Porphyrine oder als prosthetische Gruppen, gehören entweder zum Typ I oder zum Typ III. Nach HANS FISCHER haben diese beiden Isomeren in ihrer Entstehung und biologischen Funktion keine Beziehung zueinander („Dualismus der Porphyrine"). Bei 3 verschiedenen Arten von Seitenketten sind 15 Isomeren möglich. Jedoch nur ein Typ, nämlich Isomer IX, wird in der Natur gefunden. Als wichtigster Vertreter dieser Reihe sei das Protoporphyrin IX angeführt (Abb. 2).

*Zur Biosynthese der Porphyrine*[38]. Auf Grund der Isotopenuntersuchungen von SHEMIN et al.[35,46] hat sich gezeigt, daß der Stickstoff des mit $N^{15}$ markierten Glykokolls in das Molekül des Protoporphyrins eingebaut wird. Der Organismus verwendet den Stickstoff des Glykokolls für alle 4 Pyrrolringe des Porphyrins. Es wird dadurch sehr wahrscheinlich, daß Pyrrol die Vorstufe des Porph(yr)inringes ist. Die 8 den Stickstoffatomen benachbarten C-Atome stammen vom α-C-Atom des Glykokolls. Die restlichen 26 C-Atome des Protoporphyrins leiten sich sowohl vom Methyl-C als auch vom Carboxyl-C der Essigsäure her. Essigsäure wird über den Citronensäurecyclus zu einer asymmetrischen Verbindung mit 4 C-Atomen umgewandelt. Als Zwischenstufe konnte zunächst ein Derivat der Bernsteinsäure gefunden werden. Ein Molekül Bernsteinsäure und ein Molekül Glykokoll· ergeben als Kondensationsprodukt ein Molekül α-Amino-β-keto-adipinsäure, die der Organismus zu δ-Aminolävulinsäure decarboxyliert. Zwei Moleküle der letztgenannten Verbindung bauen einen mit Substituenten besetzten Pyrrolring auf. Es entsteht das farblose Porphobilinogen. Vier Moleküle Porphobilinogen kondensieren zu Uroporphyrin, das 8 Carboxylgruppen besitzt. Hieraus wird durch partielle Decarboxylierung und Dehydrierung das Protoporphyrin mit 2 Carboxylgruppen gebildet, das mit Globin und Eisen in Hämoglobin übergeführt wird (s. Schema). In gleicher Weise werden auch die Zellhämine aufgebaut.

Das durch teilweise Decarboxylierung des Uroporphyrins entstehende Koproporphyrin läßt sich in vivo nicht mehr in Protoporphyrin umwandeln[12]. Koproporphyrin entsteht somit bei der Häminsynthese als Nebenprodukt, das nicht mehr weiter umgeformt werden kann[11].

Die Abzweigung der Isomeren des Uroporphyrins geht wahrscheinlich vom Porphobilinogen aus:

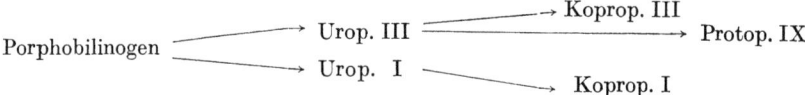

Nach GAJDOS u. GAJDOS-TÖRÖK[18] ist die Kondensation der δ-Aminolävulinsäure zu Porphobilinogen bei Einwirken der δ-Aminolävulinsäure-dehydrogenase nicht ausschließlich an die Aktivität eines Organs oder eines Zellsystems gebunden. Diese Reaktion läuft in vitro in Gegenwart der verschiedensten Organgewebe von Ratten und Kaninchen ab. Mit Leber-, Nieren- und Hodengewebe (jeweils von gleichem Gewicht) wird etwa dieselbe Menge Porphobilinogen gebildet. Außerdem konnten die letztgenannten Autoren zeigen, daß die Kondensation von Porphobilinogen zu den verschiedenen Porphyrinen ebenfalls in mannigfaltigen Geweben ablaufen kann. In der Leber, Niere und Dünndarmschleimhaut wird überwiegend Protoporphyrin gebildet; in der Lunge und im Knochenmark herrscht die Bildung von Uroporphyrin vor.

Die für die Biologie und Klinik wichtigen Porphyrine sind:

Protoporphyrin IX = 1,3,5,8-Tetramethyl-2,4-divinyl-6,7-dipropionsäure-porphin (Abb. 2)

Koproporphyrin I = 1,3,5,7-Tetramethyl-2,4,6,8-tetrapropionsäure-porphin (Abb. 1)

Koproporphyrin III = 1,3,5,8-Tetramethyl-2,4,6,7-tetrapropionsäure-porphin (Abb. 1)

Uroporphyrin I = 1,3,5,7-Tetraessigsäure-2,4,6,8-tetrapropionsäure-porphin

Uroporphyrin III = 1,3,5,8-Tetraessigsäure-2,4,6,7-tetrapropionsäure-porphin (Schema)

Deuteroporphyrin IX = 1,3,5,8-Tetramethyl-2,4-dihydro-6,7-dipropionsäure-porphin

Mesoporphyrin IX = 1,3,5,8-Tetramethyl-2,4-diäthyl-6,7-dipropionsäure-porphin.

*Schema der Biosynthese des Protoporphyrins nach Shemin, Russell[36] u. Duesberg[11]*

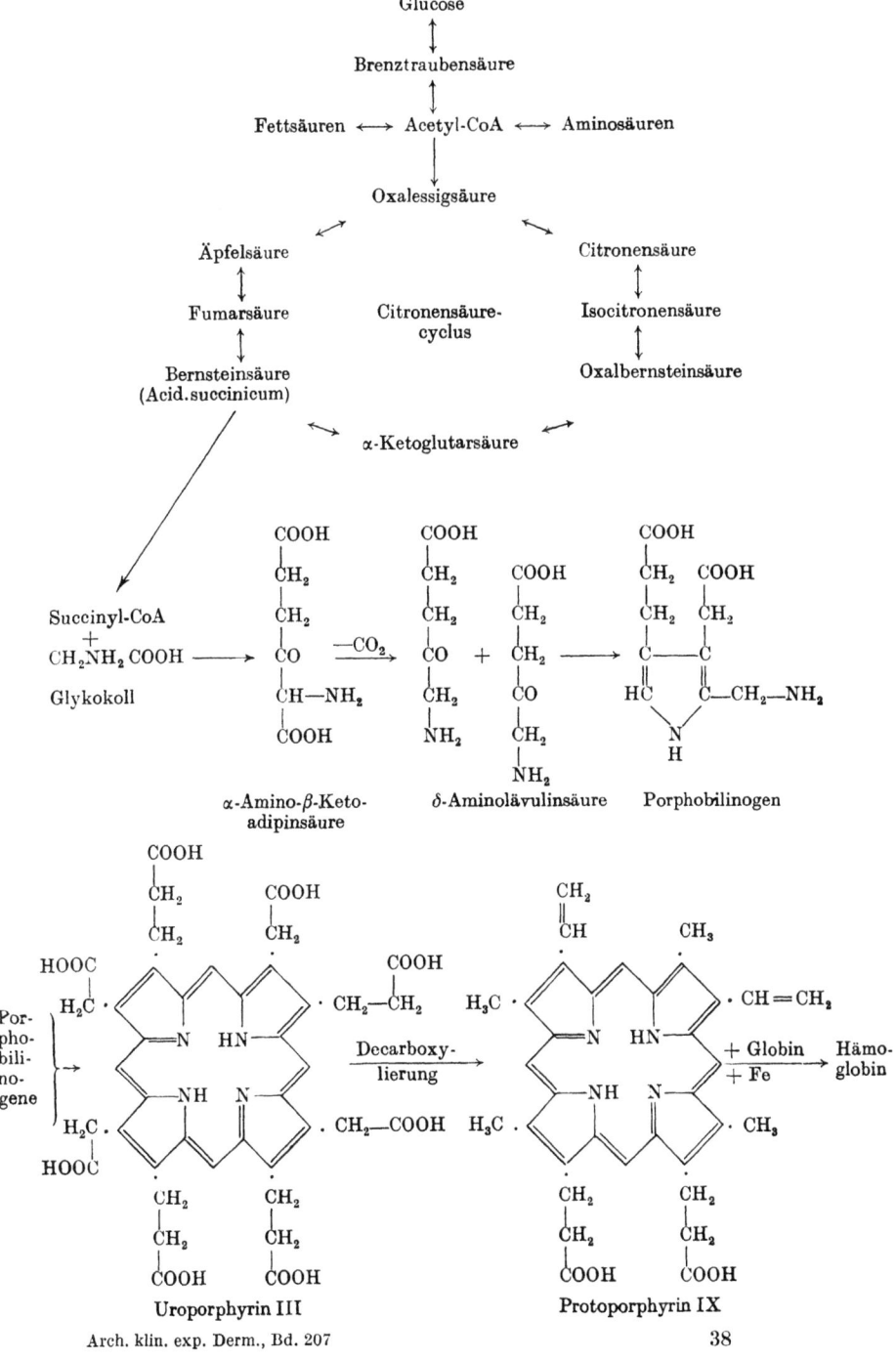

Die Zahlen 1—8 weisen auf die C-Atome des Porphinringes hin, an denen die Substitution stattgefunden hat (s. Formel). Weitere tri-, penta-, hexa- und hepta-carboxylierte Porphyrine konnten durch papierchromatographische Untersuchungen in geringen Mengen nachgewiesen werden[30,31].

Der gesunde Mensch scheidet regelmäßig Porphyrine durch die Nieren und den Darm aus. Normalerweise lassen sich in der 24 Std-Harnmenge 10-80 $\gamma$ Koproporphyrin (überwiegend Isomer I, geringe Mengen Isomer III) nachweisen. Außerdem findet man in Spuren Uroporphyrin. Im Stuhl wird Koproporphyrin ausgeschieden, daneben auch Deutero- und Mesoporphyrin, die aus der Darmfäulnis stammen. Außerdem entsteht im Darm Protoporphyrin bei der Fleischverdauung sowie als Produkt der Darmbakterien. Porphobilinogen wird normalerweise in den Ausscheidungen nicht gefunden.

*Die Klinik der Porphyrinkrankheiten.* Die Porphyrinstoffwechselstörungen können in 2 Gruppen eingeteilt werden (VANNOTTI[42], BRUGSCH[4], ZELIGMAN[48] u. a.): 1. Die Porphyrinurie und 2. Die echte Porphyrie.

Unter Porphyrinurie wird eine symptomatische oder sekundäre Koproporphyrinurie verstanden. Uroporphyrin wird bei dieser Störung nicht vermehrt im Harn ausgeschieden. Koproporphyrin, das schon beim Gesunden als Nebenprodukt der Häminsynthese auftritt, wird bei dieser Störung vermutlich vermehrt in der Leber gebildet. Offenbar kann ein größerer Teil des Uroporphyrins nicht mehr vollständig decarboxyliert werden. Darüber hinaus kann die erkrankte Leber den ihr zufallenden Abbau[3,9,34] der mit der Nahrung aufgenommenen und durch Fäulnisprozesse im Darm aus Blut- und Muskelfarbstoffen entstehenden Porphyrine nur ungenügend bewältigen; dabei wird ebenfalls Koproporphyrin gebildet. Als Ursache der Porphyrinurie stehen an erster Stelle die Leberschädigungen. Porphyrinurie findet man ferner bei fieberhaften Erkrankungen, bei Anämien mit einer gestörten Erythropoese (Perniciosa, Sprueanämie, Schwangerschaftsanämie) und bei Intoxikationen mit Pb, Au, As, Barbitursäure, Sulfonamiden, Benzol oder Alkohol. Die Porphyrinurie ruft keine klinischen Symptome hervor.

Im Gegensatz zur Porphyrinurie kommt es bei der echten Porphyrie immer zu einer erhöhten Produktion und Ausscheidung von Uroporphyrin bzw. Porphobilinogen. Für die Diagnose der Porphyrie ist demnach der Nachweis von mindestens einem dieser beiden Stoffe im Organismus bzw. in dessen Ausscheidungen zu fordern. Wie bereits besprochen, entstehen die Porphyrine als Zwischenstufen bei der Häminsynthese, im Gegensatz zu der alten Anschauung, daß die Porphyrine pathologische Abbauprodukte des Hämoglobins seien. Die Störung der Häminsynthese liegt zwischen Uroporphyrin und Protoporphyrin bzw. zwischen Porphobilinogen und Uroporphyrin. Möglicherweise können bei dieser Stoffwechselstörung Enzyme, welche die Umwandlung von Uroporphyrin katalysieren, nicht mehr wirken. Nach WALDENSTRÖM[43] tritt die Porphyrie bei besonderer Veranlagung als Reaktion auf verschiedene bekannte und unbekannte Schädigungen auf. Das Wesen der Porphyrien wurde zum ersten Male von GÜNTHER erkannt, der auch eine Einteilung dieser Stoffwechselstörung vornahm[21]. Der von ihm geprägte Ausdruck „Hämatoporphyrie" ist irreführend, da es sich beim Hämatoporphyrin um ein nicht-natürliches Porphyrin handelt, das in vitro bei Einwirkung von starker Schwefelsäure auf Hämoglobin entsteht. In jüngster Zeit haben WATSON u. Mitarb.[44,33] auf Grund klinischer und chemischer Studien die Porphyrien nach dem Ort des abartigen Porphyrinstoffwechsels eingeteilt. In Tab. 1 sind die verschiedenen klinischen Formen der Porphyrie und ihre Chemie zusammengefaßt.

Tabelle 1. *Synonyma und Synopsis der Porphyrien*
(modifiziert nach Watson[44,33], Stich u. Götz[39])

| | | | |
|---|---|---|---|
| Günther[21] 1922 | Haematoporphyria congenita | Haematoporphyria acuta<br>a) idiopathica<br>b) toxica | Haematoporphyria chronica |
| Waldenström[43] 1937 | Porphyria congenita | Porphyria acuta<br>a) latente Form<br>b) abdominale Form<br>c) nervöse Form<br>d) Mischform<br>e) comatöse Form | Porphyria cutanea tarda |
| Zeligman u. Baum[47] 1948 | | | Aktinisch-traumatische bullöse Porphyrindermatose |
| Watson et al.[44,33] 1951 | Porphyria erythropoetica | Porphyria hepatica<br>Intermittierend akute Form     Cutane Form<br>               Mischform | |
| Beginn<br>Geschlecht<br>Symptome | Frühe Kindheit<br>♂ + ♀ (sehr selten)<br>Schwere Lichtdermatose (Blasen, Erosionen, Mutilationen), Milztumor, hämolytische Anämie | 20.—40. Lebensjahr<br>Meist Frauen<br>Darmkoliken, Paresen und Paralysen Psychoneurosen | 40.—60. Lebensjahr<br>Meist Männer<br>Milde Lichtdermatose (Blasen, Narben, Hyperpigmentierungen, Hypertrichose, sklerodermieartige Hautveränderungen), Sub-, bzw. Anacidität, Leberschaden |
| Ursache | Konstitutionell, rezessiver Erbgang | Familiäres Auftreten, dominanter Erbgang. Barbiturate, Gravidität | Erworben. Alkohol, Lues |
| Verlauf | Progredient bis zum körperlichen Verfall | Schubweiser Verlauf, schlechte Prognose, akut lebensgefährlich durch Atemlähmung | Chronisch, Leberinsuffizienz |
| Harnfarbe | Rot | Normal, dunkel, selten rot | |
| Porphobilinogen | Negativ | Positiv | Negativ |
| Uroporphyrin | Typ I | Typ I < Typ III | Typ I > Typ III |
| Knochenmarkporphyrine | Stark erhöht | Normal | Normal |
| Erythrocytenfluorescenz | Positiv | Negativ | Negativ |
| Leberporphyrine | Normal | Stark erhöht, hauptsächlich Porphobilinogen | Stark erhöht |

## Material und Methoden

Die Gesamtmenge der ätherlöslichen Porphyrine, zu denen Kopro-, Meso-, Deutero- und Protoporphyrin gehören, sowie die ätherunlöslichen Uroporphyrine wurden im Harn bestimmt. Anschließend erfolgte mittels Papierchromatographie die Auftrennung in die einzelnen Komponenten mit ihren Isomeren.

*1. Orientierende Prüfung des nativen Harns unter der UV-Lampe auf Rotfluorescenz vor und nach Zugabe von Salzsäure.*

*2. Quantitative Bestimmung der ätherlöslichen Porphyrine.* Die Extraktion aus dem Harn erfolgte nach der Methode von SAILLET[32] und HANS FISCHER[16]. 50 cm³ frischer Harn wurden mit 10 cm³ Eisessig angesäuert und 45 min mit 250 cm³ Äther und darauf nochmals 15 min mit 125 cm³ Äther im Scheidetrichter ausgeschüttelt. Der Äther wurde abgetrennt und mit 150 cm³-Portionen destillierten Wassers bis zum Neutralpunkt ausgewaschen; insgesamt wurden etwa 3 l Wasser verbraucht. Dabei traten bis zu 10% Verluste an ätherlöslichen Porphyrinen auf. Bei diesem Vorgang werden außer der Essigsäure auch Gallenfarbstoffe und deren Umwandlungsprodukte ausgewaschen[22]; Urobilin und Stercobilin bleiben zum Teil im Äther. Zur Gewinnung der Porphyrine wurde der Äther so lange mit jeweils 5 cm³ 5%iger HCl ausgeschüttelt, bis die salzsaure Lösung unter der UV-Lampe keine Fluorescenz mehr zeigte. 5 cm³ der vereinigten HCl-Lösungen wurden in ein Reagensglas gegeben und die Extinktion im Stufenphotometer mit Fluorescenzaufsatz unter Vorschalten von Filter L 1 gemessen. Die entsprechende Porphyrinkonzentration wurde an einer Eichkurve, die mit bekannten Mengen Hämatoporphyrin für den Bereich von 0,5—20 $\gamma/5$ cm³ 5%ige HCl aufgestellt wurde (Abb. 3), abgelesen. Die gefundene Kurve entspricht nicht dem Lambert-Beerschen Gesetz, da sie nicht geradlinig, sondern hyperbelähnlich verläuft, d. h. die Fluorescenz ist der Konzentration nicht direkt proportional. Die erhaltene Porphyrinkonzentration wurde auf das Extraktionsvolumen umgerechnet und als Koproporphyrin ausgedrückt, da die anderen Komponenten in zu vernachlässigender Quantität vorlagen.

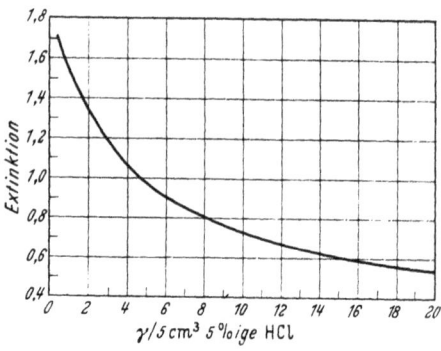

Abb. 3. Hämatoporphyrin-Eichkurve

*3. Quantitative Bestimmung der ätherunlöslichen Uroporphyrine.* Es wurde die Methode nach J. BRUGSCH[5] angewandt. Der ausgeätherte Harn wurde mit einer Messerspitze Bleiacetat versetzt und geschüttelt. Dabei werden die Uroporphyrine an das Bleiacetat adsorbiert. Die Suspension wurde durch ein Faltenfilter gegeben und der Rückstand mehrmals mit 25%iger HCl extrahiert, bis das Filterpapier unter dem UV-Licht keine Fluorescenz mehr zeigte. Hierbei gehen gleichfalls adsorbiertes Urobilin, Stercobilin und evtl. Bilirubin über. Die 25%ige HCl-Lösung wurde durch entsprechende Verdünnung mit destilliertem Wasser in eine 5%ige Lösung übergeführt und die Extinktion, in gleicher Weise wie für die Koproporphyrine beschrieben, im Stufenphotometer gemessen.

*4. Papierchromatographische Trennung der freien Porphyrine.* Die salzsauren Porphyrinlösungen wurden unter vermindertem Druck im Stickstoffstrom eingedampft, der vorher durch 2 Waschflaschen mit alkalischer Pyrogallollösung (32%ige Pyrogallollösung und 50%ige Kalilauge 1:1) geleitet worden war. Die

Rückstände wurden in 0,1 cm³ Methanol aufgenommen und nach der Methode von KEHL u. STICH[24] getrennt chromatographiert. Die methanolischen Porphyrinlösungen wurden mittels einer Mikropipette aufgetragen. Papier: Schl. & Sch. 2043b (acetyliert). Format: 30×40 cm. Startlinie: 3 cm vom unteren Rand. Abstand der Startpunkte: 4 cm. Lösungsmittelgemisch: 2,6-Dimethylpyridin (rektifiziert durch Destillation bei 140° C) und bidestilliertes Wasser 1:1. Es wurde aufsteigend chromatographiert. In der Entwicklungskammer befand sich eine kleine Schale mit 25%iger NH$_4$OH-Lösung. Laufzeit bei Zimmertemperatur: 16 Std. Auswertung unter dem UV-Licht. KEHL u. STICH[24] geben folgende $R_f$-Werte* an: Uroporphyrin 0,26, Koproporphyrin 0,54, Protoporphyrin 0,84, Mesoporphyrin 0,86, Deuteroporphyrin 0,88.

5. *Papierchromatographische Trennung der veresterten Porphyrine.* Die zusammengegebenen salzsauren Porphyrinlösungen wurden, wie oben beschrieben, im Stickstoffstrom eingedampft. Zum Rückstand wurden 35 cm³ wasserfreies Methanol gegeben und anschließend unter Einleitung von trockenem HCl-Gas 1 Std am Rückflußkühler verestert[23]. Der salzsauren Methanollösung, welche die Porphyrinester enthält, wurden 25 cm³ Chloroform zugesetzt. Darauf wurden Methanol und Salzsäure mit 20 cm³-Portionen destillierten Wassers bis zum Neutralpunkt ausgewaschen. Dabei wurden insgesamt etwa 400 cm³ verbraucht. Anschließend wurde die Chloroformlösung der veresterten Porphyrine eingedampft und der Rückstand in 0,1 cm³ Chloroform aufgenommen.

Die Chromatographie erfolgte in zwei Bechergläsern, von denen das kleinere (400 cm³) zur Aufnahme des Entwicklungsmittels, das größere (1000 cm³) zur Abgrenzung einer gesättigten Atmosphäre diente. Das große Glas wurde zur Abdichtung am Rande mit einem Gummiring versehen und über das kleine Glas gestülpt.

a) Trennung der Porphyrine nach CHU[10]: Mit dieser Methode werden die Ester des Koproporphyrins I und III, des Protoporphyrins IX, des Deuteroporphyrins IX und des Mesoporphyrins IX getrennt. Die Chloroformlösung der Porphyrinester wurde mittels einer Mikropipette auf das Chromatographiepapier (Schl. & Sch. 2043b M) aufgetragen. Format: 15×13 cm. Abstand vom unteren und seitlichen Rand je 2 cm. Es hat sich als zweckmäßig erwiesen, das Papier vor der Chromatographie 1 Std bei 100° C zu trocknen. Es wurde aufsteigend chromatographiert. Als Entwicklungsmittel diente zuerst Alkan/Chloroform 5,5:4 (Alkan der Deutschen Shell A.G., Kp. 210—220° C). Die Atmosphäre im äußeren Glas wurde vorher mit Chloroform gesättigt. Laufzeit bei Zimmertemperatur: 35 min. Die Lösungsmittelfront wurde mit Bleistift markiert und das Chromatogramm 1 min an der Luft und 4 min bei 110—115° C getrocknet. Danach wurde mit n-Propanol/Alkan 1:5 chromatographiert. Die Atmosphäre wurde diesmal mit Alkan gesättigt. Das zweite Lösungsmittelgemisch erreichte die erste Front in 40 min. Das Chromatogramm wurde an der Luft getrocknet, unter der UV-Lampe ausgewertet und die Flecken mit Bleistift markiert.

KEHL u. GÜNTER[23] geben folgende $R_f$-Werte an: Koproporphyrin-I-methylester 0,41, Koproporphyrin-III-methylester 0,63, Protoporphyrin-IX-methylester 0,82, Deuteroporphyrin-IX-methylester 0,88, Mesoporphyrin-IX-methylester 0,90.

Die Isomeren des Uroporphyrins können mit dieser Methode nicht getrennt werden, sondern bleiben im unteren Teil des Chromatogramms hängen ($R_f = 0,14$).

---

* $R_f$-Wert: Verhältnis der Strecken Startlinie-Substanz zu Startlinie-Lösungsmittelfront.

b) *Trennung der Uroporphyrine nach* FALK *u.* BENSON[13]: Diese Methode schließt sich an die vorangehende an und erlaubt die Trennung der Ester des Uroporphyrins I und III. Das nach CHU entwickelte Chromatogramm wurde um 90° gedreht und senkrecht zur vorangegangenen Laufrichtung erneut chromatographiert. Lösungsmittelgemisch: Kerosin/Dioxan 4:1,5. Atmosphäre: Dioxan. Laufzeit: 40 min. $R_f$-Werte nach der Literatur[13]: Uroporphyrin-I-methylester 0,02, Uroporphyrin-III-methylester 0,50.

6. a) *Qualitativer Nachweis von Porphobilinogen* (Watson-Test): Zu 1 cm³ Harn werden 1 cm³ Ehrlichs Reagens und 2 cm³ gesättigte Natriumacetatlösung

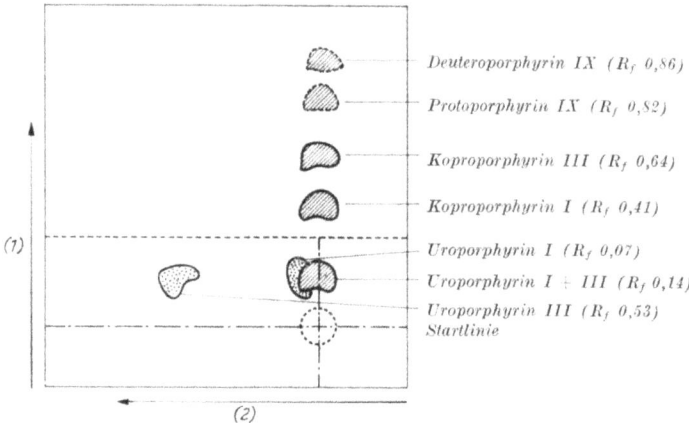

Abb. 4. Papierchromatographische Trennung der Porphyrinmethylester nach CHU (*1*) und FALK und BENSON (*2*). — · — · — Startlinien - - - Schnittlinie. (Die $R_f$-Werte sind Mittelwerte mehrerer Untersuchungen)

gegeben. Bei Anwesenheit von Pyrrolkörpern (Urobilinogen und Porphobilinogen) entsteht eine Rotfärbung. Die Rotfärbung des Urobilinogens kann mit Chloroform ausgeschüttelt werden. Der Porphobilinogenfarbstoff ist nicht in Chloroform löslich.

b) *Quantitative Bestimmung von Porphobilinogen*: Der mit 10%iger HCl angesäuerte Harn wurde erhitzt, wobei das farblose Porphobilinogen in Uroporphyrin umgewandelt wird[45]. Aus der Zunahme der Uroporphyrinwerte kann demnach auf Porphobilinogen geschlossen werden. Porphobilinogen wurde in γ Uroporphyrin ausgedrückt.

7. *Ergänzungen zur Methodik.* Um Porphyrinverluste zu vermeiden, müssen Harn und Harnextrakte vor Licht geschützt werden. Es müssen stets peroxydfreier Äther verwendet und die ätherischen Lösungen schnell weiter verarbeitet werden, da sich bildende Peroxyde die Porphyrine zerstören. Bei geringer Porphyrinkonzentration müssen entsprechend größere Harnmengen aufgearbeitet werden. Die in der Literatur angegebenen $R_f$-Werte konnten durch eigene Versuche bestätigt werden (Abb. 4). Bei der Chromatographie der Porphyrinester traten auch gelbbraun fluorescierende Flecke auf, bei denen es sich vermutlich um veresterte Gallenfarbstoffe handelt (vgl. auch [23]). Bei der angegebenen Ätherextraktion wurden die Koproporphyrine nahezu quantitativ abgetrennt; die papierchromatographische Trennung der ätherunlöslichen Uroporphyrine ergab, daß diese Fraktion nur noch Spuren von Koproporphyrin enthielt. Bei den untersuchten Patienten war die Harnfarbe meistens normal, vielleicht etwas dunkel, aber nur sehr selten rötlich. Bei

Betrachtung dieser Harne unter der UV-Lampe konnte häufig keine Fluorescenz beobachtet werden. Nach Zusatz von Salzsäure färbte sich der Harn dunkler und zeigte Fluorescenz. Offenbar liegen die Harnporphyrine als Metallkomplexsalze vor. Zur quantitativen Bestimmung der papierchromatographisch getrennten Ester der Porphyrinisomeren wurden die Flecke ausgeschnitten und mit Chloroform eluiert. Die Chloroformlösung wurde eingedampft und die Porphyrinester mit 10 cm³ 25%iger HCl 1 Std bei Zimmertemperatur verseift[23]. Die salzsaure Lösung wurde mit Wasser im Verhältnis 1:4 verdünnt und die Extinktion im Stufenphotometer ermittelt. Bei der Verseifung traten jedoch derartige Verluste und Umlagerungen auf, daß lediglich das Verhältnis der Uro- und Koproporphyrinisomeren auf Grund der Fluorescenzintensität auf dem Papierchromatogramm geschätzt werden konnte.

## Kasuistik

Bei folgenden Patienten wurde die Harnanalyse auf Porphyrine durchgeführt:

1. Margarete W., 50 Jahre, Hausfrau.

Klin. Diagnose: Aktinisch-traumatische bullöse Porphyrindermatose.

F.A.: o. B.

E.A.: Seit 30 Jahren Duodenalulcera. Seit 3 Jahren strenge Diät. Zuletzt keine Beschwerden, auch nicht von seiten der Galle und Leber.

Ende Mai 1956 stecknadelkopf- bis kirschkerngroße Blasen auf den Handrücken und Unterarmen mit Juckreiz und bei offenen Blasen auch Schmerzen. Das Auftreten der Hauterscheinungen wurde durch Licht und Stoß begünstigt. Einige Wochen vorher Rotfärbung des Urins.

Venerische Erkrankungen verneint. Vor 3—4 Jahren viel Wein getrunken, zuletzt nur noch wenig Weißwein in Abständen. Keine Schlafmittel.

Befund: Auf Handrücken und Fingerstreckseiten zahlreiche Erosionen, vereinzelt kleinste Blasen mit teilweise hämorrhagischen Krusten. Auf beiden Unterarmen bis zum Ellbogengelenk zahlreiche depigmentierte, atrophische, bis linsengroße Flecke. Auf der Stirn, besonders am Haaransatz, vereinzelt Erosionen. Im Gesicht unregelmäßig angeordnete braune Pigmentierungen.

Leber nicht vergrößert. Magen-Darm-Passage (Röntgen): Narbig deformierter Bulbus duodeni.

Laboruntersuchungen: Blutbild o. B., BSG 6/17. Seroreaktionen auf Lues negativ. Gesamtbilirubin 0,36 mg-%. Mancke-Sommer positiv (Grenzkonzentration 60 mg-%). Fe im Serum 150 $\gamma$-%. Elektrophorese des Serums: Deutliche Verminderung der Albumine, geringe Erhöhung der $\alpha_2$-Globuline, geringe Verminderung der $\beta$-Globuline, starke Erhöhung der $\gamma$-Globuline. Nüchternblutzucker 90 mg-%. Doppelbelastung nach STAUB-TRAUGOTT normal. Magensaftuntersuchung: Hyperacidität. Blasengrundausstrich der Haut: Überwiegend Makrophagen, wenig Lymphocyten.

Urin: Eiweiß, Zucker, Urobilin negativ; Urobilinogen nicht vermehrt. Qualitative Fluorescenzprobe auf ätherlösliche Porphyrine und auf Uroporphyrin wiederholt stark positiv. Behandlung: Leberschutztherapie (Cytobion, Folsan, Litrison), Leberschonkost, Lichtschutzsalbe.

Quantitative Bestimmung der Harnporphyrine (Harnfarbe rötlich, 24 Std-Menge 1200 cm³):

998 $\gamma$ Uroporphyrin, 1104 $\gamma$ Koproporphyrin, kein Porphobilinogen.

Papierchromatographie der Porphyrine ($R_f$-Werte in Klammern):

Nach CHU:

Uroporphyrin (0,12)
Koproporphyrin I (0,42)

Nach KEHL u. STICH:

Uroporphyrin (0,31)
Koproporphyrin (0,52)

Koproporphyrin III     (0,69)        Protoporphyrin     (0,85)
Protoporphyrin IX     (0,81)        Deuteroporphyrin    (0,90)
Deuteroporphyrin IX   (0,87)

$$\frac{\text{Koproporphyrin I}}{\text{Koproporphyrin III}} = \frac{3}{1}$$

Nach FALK u. BENSON:
Uroporphyrin I     (0,05)
Uroporphyrin III    (0,54)        $\frac{\text{Uroporphyrin I}}{\text{Uroporphyrin III}} = \frac{2}{1}$

**2. Ferdinand B., 55 Jahre, Händler.**

Klin. Diagnose: Chronische Dermatitis. Aktinisch-traumatische bullöse Porphyrindermatose in Remission.

F.A.: o. B.

E.A.: 1952 erstmals Blasen auf den Handrücken beobachtet. 1955 Klinikaufenthalt wegen bullöser Lichtdermatose. Licht- und Stoßempfindlichkeit der Haut. Achylia gastrica, Leberschaden. Porphyrine im Harn vermehrt.

Venerische Erkrankungen verneint. Jahrelang starker Alkoholabusus.

Befund: Leber 2 QF unterhalb des Rippenbogens tastbar.

Magen-Darm-Passage (Röntgen): Schleimhautveränderungen im Sinne einer Gastritis.

Laboruntersuchungen: Blutbild o. B., BSG 58/85. Seroreaktionen auf Lues negativ. Gesamtbilirubin 0,28 mg-%. Mancke-Sommer positiv (Grenzkonzentration 50 mg-%). Testacidversuch positiv (Ausscheidung 18,9%). Galaktoseversuch normal.

Urin: Eiweiß, Zucker, Urobilin negativ; Urobilinogen nicht vermehrt. Fluorescenzprobe auf ätherlösliche Porphyrine und Uroporphyrin wiederholt positiv.

Behandlung: Vitamingaben, Leberschutztherapie (Iloban, Methionin, Cholin), Leberschonkost.

Zur Zeit der Porphyrinuntersuchung standen die Erscheinungen einer chronischen Dermatitis im Vordergrund. Symptome der Lichtdermatose waren nicht nachweisbar.

Quantitative Bestimmung der Harnporphyrine (Harnfarbe normal, 24 Std-Menge 1000 cm³):

71 γ Uroporphyrin, 13 γ Koproporphyrin, kein Porphobilinogen.

Papierchromatographie der Porphyrine ($R_f$-Werte in Klammern):

Nach CHU:                         Nach KEHL u. STICH:
Uroporphyrin          (0,12)        Uroporphyrin      (0,28)
Koproporphyrin I     (0,37)        Koproporphyrin    (0,38)
Koproporphyrin III   (0,66)

$$\frac{\text{Koproporphyrin I}}{\text{Koproporphyrin III}} = \frac{1}{1}$$

Nach FALK u. BENSON:
Uroporphyrin I     (0,06)
Uroporphyrin III    (0,55)        $\frac{\text{Uroporphyrin I}}{\text{Uroporphyrin III}} = \frac{3}{1}$

**3. Anton G., 45 Jahre, Maschinenführer.**

Klin. Diagnose: Aktinisch-traumatische bullöse Porphyrindermatose.

F.A.: o. B.

E.A.: September 1956 erstmalig Blasen mit heller Flüssigkeit auf den Händen, im Nacken und im Gesicht. Nach Stoß an Handrücken Blasenbildung, bei Sonnenlicht Brennen und Jucken im Gesicht, nach Reiben traten neue Blasen auf. Vier Wochen vor Klinikaufnahme zeitweise Rotfärbung des Urins.

Venerische Erkrankungen verneint. In der Jugend regelmäßig Alkoholgenuß, jetzt Alkohol nur in sehr geringen Mengen.

Befund: Hautkolorit gelblich-bräunlich, kein Ikterus. Gesicht, Handrücken, Streckseite der Finger und äußerer Rand der Ohrmuscheln zeigen in unregelmäßiger Anordnung etwa linsengroße, teils erodierte, teils eingetrocknete Blasen auf kaum entzündlich veränderter Grundlage. Auf Handrücken, Schläfen, Stirn und Wangen atrophische, etwa linsengroße Narben.

Leber am Rippenbogen tastbar und druckschmerzhaft.

Laboruntersuchungen: Blutbild o. B., BSG 2/5. Seroreaktionen auf Lues negativ. Gesamtbilirubin 0,56 mg-%. Mancke-Sommer positiv (Grenzkonzentration 40 mg-%). Testacidversuch positiv (Ausscheidung 19,5%).

Urin: Eiweiß, Zucker und Urobilin negativ; Urobilinogen vermehrt. Fluorescenzprobe auf ätherlösliche Porphyrine und Uroporphyrin wiederholt stark positiv.

Behandlung: Leberschutztherapie (Cholin, Iloban, Thiomedon, Nicofol, Vitamin B-Komplex, Redoxon) und Leberdiät, Lichtschutzsalbe. Porphyrine im Harn bei Entlassung noch stark vermehrt.

Quantitative Bestimmung der Harnporphyrine (Harnfarbe normal, 24 Std-Menge 2100 cm³):

605 $\gamma$ Uroporphyrin, 624 $\gamma$ Koproporphyrin, kein Porphobilinogen.

Papierchromatographie der Porphyrine ($R_f$-Werte in Klammern):

Nach CHU:
Uroporphyrin (0,15)
Koproporphyrin I (0,41)
Koproporphyrin III (0,58)
Protoporphyrin IX (0,82)
$\dfrac{\text{Koproporphyrin I}}{\text{Koproporphyrin III}} = \dfrac{1}{3}$

Nach FALK u. BENSON:
Uroporphyrin I (0,09)
Uroporphyrin III (0,51)

Nach KEHL u. STICH:
Uroporphyrin (0,30)
Koproporphyrin (0,51)
Protoporphyrin (0,85)

$\dfrac{\text{Uroporphyrin I}}{\text{Uroporphyrin III}} = \dfrac{3}{1}$

**4.** Friedrich K., 51 Jahre, Schreiner.

Klin. Diagnose: Porphyria cutanea tarda. Diabetes mellitus.

F.A.: Eine Tante ist zuckerkrank. Sonst o. B.

E.A.: Seit Februar 1956 Diabetes bekannt. Behandlung mit Depot-Insulin. Juli 1956 auf Tabletten eingestellt. Seit 1 $^1/_2$—2 Jahren, also vor Auftreten des Diabetes, Urin zeitweise rot gefärbt. Seit April 1957 auch Bläschen im Gesicht und auf den Handrücken. Verletzungen der Hände haben schlechte Heilungstendenz.

1924 Gonorrhoe, fachärztliche Behandlung.

Alkohol: pro Tag 1 l Apfelwein.

Befund: Hautkolorit an den belichteten Körperstellen gelblich-bräunlich, im Gesichtsbereich blau-rötlich-gelbe Verfärbungen, hier auch unregelmäßig angeordnet schmutzig-braune Pigmentierungen. Auf dem Nasenrücken Bläschen und Erosionen, auf den Handrücken Bläschen und kleine atrophische Narben. Skleren gelb gefärbt.

Leber 3 QF unterhalb des Rippenbogens zu tasten, hart.

Leberpunktat: leichter Grad einer Lebercirrhose.

Laboruntersuchungen: Blutbild o. B., BSG 34/55. Seroreaktionen auf Lues negativ. Serumeisenwert normal. Testacidversuch positiv (Ausscheidung 23,5%). Mancke-Sommer negativ (Grenzkonzentration 100 mg-%). Prothrombinspiegel 80%. Rest-N 30 mg-%. Elektrophorese des Serums: Stärkere Albuminverminderung, gering vermehrte $\alpha_1$- und $\beta$-Globuline, mäßig vermehrte $\alpha_2$- und $\gamma$-Globuline.

Urin: Eiweiß und Urobilin negativ, Zucker wechselnd stark positiv, Urobilinogen nicht vermehrt. Qualitative Fluorescenzprobe auf ätherlösliche Porphyrine und Uroporphyrin wiederholt stark positiv.

Behandlung: Diabetikerkost, Rastinon-Tabletten. Alkoholverbot, Proheparund Litrisongaben.

Quantitative Bestimmung der Harnporphyrine (Harnfarbe normal, 24 Std-Menge 1850 cm³):

99 $\gamma$ Uroporphyrin, 42 $\gamma$ Koproporphyrin, kein Porphobilinogen.

Papierchromatographie der Porphyrine ($R_f$-Werte in Klammern):

Nach CHU:
Uroporphyrin (0,17)
Koproporphyrin I (0,46)
Koproporphyrin III (0,66)
Protoporphyrin IX (0,83)
Deuteroporphyrin IX (0,86)
$\dfrac{\text{Koproporphyrin I}}{\text{Koproporphyrin III}} = \dfrac{2}{1}$

Nach KEHL u. STICH:
Uroporphyrin (0,30)
Koproporphyrin (0,52)
Protoporphyrin (0,90)
Deuteroporphyrin (0,92)

Nach FALK u. BENSON:
Uroporphyrin I (0,05)
Uroporphyrin III (0,51)
$\dfrac{\text{Uroporphyrin I}}{\text{Uroporphyrin III}} = \dfrac{2}{1}$

**5.** Eugen N., 57 Jahre, Kaufmann (Genußmittel).

Klin. Diagnose: Aktinisch-traumatische bullöse Porphyrindermatose.

F.A.: o. B.

E.A.: Im ersten Weltkrieg Lues, Behandlung mit Salvarsan. Seit etwa 6 bis 8 Wochen stärkere Blasenbildung an den Händen nach Lichteinwirkung. Im vorigen Jahr seien die Hautveränderungen geringer ausgeprägt gewesen.

Alkohol: täglich bis 2 Glas Apfelwein.

Befund: Leichte Conjunctivitis bds. Starke Faltenbildung im Gesicht. Blasenbildung auf den Armen, auf den Handrücken und im Gesicht, hier zum Teil auch Krusten. Gesicht und Arme unregelmäßig grau-braun pigmentiert. Am Sulcus coronarius bohnengroße Narbe.

Laboruntersuchungen: Blutbild o. B., Kardiolipin-Mikroflockungstest bei Titer 4 positiv, die übrigen Seroreaktionen auf Lues negativ. Gesamtbilirubin 0,54 mg-%. Mancke-Sommer negativ (Grenzkonzentration 90 mg-%).

Urin: Eiweiß, Zucker, Urobilin negativ; Urobilinogen nicht vermehrt. Fluorescenzprobe auf ätherlösliche Porphyrine und Uroporphyrin wiederholt stark positiv.

Behandlung: Leberschutztherapie (Nicofol) und Lichtschutzsalbe.

Quantitative Bestimmung der Harnporphyrine (Harnfarbe dunkel, 24 Std-Menge 1050 cm³):

192 $\gamma$ Uroporphyrin, 1208 $\gamma$ Koproporphyrin, kein Porphobilinogen.

Papierchromatographie der Porphyrine ($R_f$-Werte in Klammern):

Nach CHU:
Uroporphyrin (0,11)
Koproporphyrin I (0,38)
Koproporphyrin III (0,57)
Deuteroporphyrin IX (0,87)
$\dfrac{\text{Koproporphyrin I}}{\text{Koproporphyrin III}} = \dfrac{2}{1}$

Nach KEHL u. STICH:
Uroporphyrin (0,26)
Koproporphyrin (0,53)
Deuteroporphyrin (0,89)

Nach FALK u. BENSON:
Uroporphyrin I (0,08)
Uroporphyrin III (0,47)
$\dfrac{\text{Uroporphyrin I}}{\text{Uroporphyrin III}} = \dfrac{2}{1}$

**6.** Georg P., 47 Jahre, Opernsänger.

Klin. Diagnose: Porphyria cutanea tarda.

F.A.: o. B.

E.A.: Seit der Jugend dunkelbrauner Teint, leichte Bräunung bei Sonnenbestrahlung.

Mai 1955 nach starker Sonneneinwirkung in Italien Aufschießen von Bläschen mit wasserklarem Inhalt im Bereich der Stirn, Ohren und Nase. Später Bläschen auf Händen nach leichteren Traumen. Urin auffallend rot. Von Ende September 1956 bis Ende November 1956 Klinikaufenthalt (Diagnose: Porphyria cutanea tarda), Leber damals wenig vergrößert, druckschmerzhaft. Bromthaleintest: Retention von 38%. Testacidversuch positiv (Ausscheidung 27%). In der Folgezeit Lichtschutzsalbe benutzt. Keine Blasenbildung mehr.

Venerische Erkrankungen verneint.

Alkohol: nur sehr mäßig Apfelwein.

Befund: Hautkolorit bräunlich, auf Handrücken multiple kleine Narben, braunschwarze Hautpigmentierungen um die Augen, massive bräunlich-pigmentierte Flecken an beiden Unterschenkeln.

Leber etwa $1^1/_2$ QF vergrößert tastbar, hart. Milz gering vergrößert. Gallenblase und -wege im Rö-Bild nicht darzustellen.

Laboruntersuchungen: Blutbild o. B., BSG 3/7. Seroreaktionen auf Lues negativ. Gesamtbilirubin 1,7 mg-%. Mancke-Sommer positiv (Grenzkonzentration 60 mg-%). Fe im Serum 131$\gamma$-%. Testacidversuch positiv (Ausscheidung 33%). Thymolflockungstest ++. Prothrombinspiegel 77%. Galaktoseversuch pathologisch (Ausscheidung von 14 g). Nüchternblutzucker 96 mg-%. Doppelbelastung nach STAUB-TRAUGOTT normal. Elektrophorese des Serums: Deutliche Albuminverminderung und starke $\gamma$-Globulinvermehrung;

Urin: Eiweiß, Zucker, Urobilin negativ; Urobilinogen vermehrt. Fluorescenzprobe auf ätherlösliche Porphyrine und Uroporphyrin wiederholt stark positiv.

Behandlung und Verlauf: Laevohepan, Laevosan, Redoxon, Vitamin B-Komplex. Besserung der Leberfunktionen. Galaktoseversuch normal. Testacidversuch 19%. Mancke-Sommer unverändert 60 mg-%. Zuletzt keine Hauterscheinungen mehr.

Quantitative Bestimmung der Harnporphyrine (Harnfarbe normal, 24 Std-Menge 1900 cm³):

167 $\gamma$ Uroporphyrin, 237 $\gamma$ Koproporphyrin, 115 $\gamma$ Porphobilinogen.

Papierchromatographie der Porphyrine ($R_f$-Werte in Klammern):

Nach CHU:

| | |
|---|---|
| Uroporphyrin | (0,17) |
| Koproporphyrin I | (0,41) |
| Koproporphyrin III | (0,67) |
| Deuteroporphyrin IX | (0,85) |

$$\frac{\text{Koproporphyrin I}}{\text{Koproporphyrin III}} = \frac{2}{1}$$

Nach KEHL u. STICH:

| | |
|---|---|
| Uroporphyrin | (0,23) |
| Koproporphyrin | (0,47) |
| Deuteroporphyrin | (0,90) |

Nach FALK u. BENSON:

| | |
|---|---|
| Uroporphyrin I | (0,09) |
| Uroporphyrin III | (0,59) |

$$\frac{\text{Uroporphyrin I}}{\text{Uroporphyrin III}} = \frac{1}{1}$$

**7.** Friedrich N., 52 Jahre. Früher Berufssoldat, jetzt Rentner.

Klin. Diagnose: Porphyria cutanea tarda. Floride, kleinknotige, splenomegale Lebercirrhose.

F.A.: o. B.

E.A.: Januar 1942 Gelbsucht.

1947 erstmals nässender Hautausschlag an den Händen, im Gesicht und am Hals. Dauer etwa 6 Wochen. Ursache wurde damals nicht festgestellt. Häufig Magenbeschwerden. 1951 zunehmende Mattigkeit. Hautkolorit wurde dunkler.

Sommer 1953 führte Sonnenbestrahlung zu Brennen und Jucken auf allen der Strahleneinwirkung ausgesetzten Hautpartien. Blasen auf Stirn, Nase, Wangen und Händen. Blasenbildung auf banale Traumen. Krämpfe in Fingern und Waden.

1955 Porphyrinausscheidung im Harn festgestellt.

1956/57 krampfartige Schmerzen im Oberbauch, von der Leber ausgehend, Druckgefühl. Seit Monaten in Behandlung. Beschwerden haben nachgelassen, Hauterscheinungen gemildert. Urin früher braun-rot, seit Behandlung nur noch selten verfärbt.

Venerische Erkrankungen verneint. Kein Alkohol, keine Schlafmittel. Einhalten einer strengen Diät.

Befund: Starke Braunfärbung der belichteten Hautstellen, multiple Gefäßsternchen am Stamm. Subikterus der Skleren. Rötung der Conjunctiven bds., Arcus senilis. Palmarerythem. Cutis marmorata an den Armen. Keine Narbenbildung.

Leber bei Inspiration in Nabelhöhe zu tasten, hart. Milz palpabel, derb. Druckschmerz in Gallenblasengegend.

Laparoskopie: Floride, kleinknotige Lebercirrhose (wegen starker Blutungsneigung keine Punktion).

Laboruntersuchungen: Blutbild 95% Hb, 4,6 Millionen Ery., F. I. 1,03; Reticulocyten 18$^0/_{00}$. Leuko 3400, davon Bas. 1%, Eos. 12%, Stab. 4%, Seg. 47%, Lymph. 31%, Mono. 5%. Thrombocyten 27000; Prothrombinspiegel 81%. BSG 12/27. Erythrocytenresistenz: Beginnende Hämolyse bei 0,50—0,48% NaCl, komplette Hämolyse bei 0,34—0,32% NaCl. Seroreaktionen auf Lues negativ. Gesamtbilirubin 2,0 mg-%. Mancke-Sommer positiv (Grenzkonzentration 40mg-%). Galaktose-Belastung pathologisch (Ausscheidung 3,6 g). Bromthaleintest: Retention von 50%. Fe im Serum 214 $\gamma$-%. Rest-N 24,7 mg-%. Harnsäure 4,4 mg-%. Elektrophorese des Serums: Starke Verminderung der Albumine, geringe Vermehrung der $a_1$-, $a_2$- und $\beta$-Globuline, starke Vermehrung der $\gamma$-Globuline. Gerinnungsanalyse: Alle plasmatischen Gerinnungsvorgänge sind gestört, am schwersten Faktor VII. Retraktionswert 12%. Heparintoleranztest 8′55″. Thrombelastogramm: Sehr starke Reduzierung der Thrombusfestigkeit. Sternalpunktion: Weiße/Rote = 100/74. Erheblich gesteigerte normoblastische Erythropoese, Vermehrung der Plasmazellen und Markeosinophilie. Verdacht auf Hämochromatose.

Urin: Eiweiß, Zucker, Urobilin negativ; Urobilinogen vermehrt. Fluorescenzprobe auf ätherlösliche Porphyrine und Uroporphyrin positiv.

Quantitative Bestimmung der Harnporphyrine (Harnfarbe normal, 24 Std-Menge 1600 cm³):

77 $\gamma$ Uroporphyrin, 46 $\gamma$ Koproporphyrin, 179 $\gamma$ Porphobilinogen.

Papierchromatographie der Porphyrine ($R_f$-Werte in Klammern):

Nach CHU:
Uroporphyrin (0,17)
Koproporphyrin I (0,45)
Koproporphyrin III (0,59)
$\dfrac{\text{Koproporphyrin I}}{\text{Koproporphyrin III}} = \dfrac{1}{3}$

Nach KEHL u. STICH:
Uroporphyrin (0,25)
Koproporphyrin (0,51)

Nach FALK u. BENSON:
Uroporphyrin I (0,07)
Uroporphyrin III (0,54)

$\dfrac{\text{Uroporphyrin I}}{\text{Uroporphyrin III}} = \dfrac{1}{2}$

8. Charlotte S., 36 Jahre, Baumschularbeiterin.

Klin. Diagnose: Aktinisch-traumatische bullöse Porphyrindermatose.

F. A.: Mutter hatte Diabetes. Sonst o. B.

E. A.: 1939 Gelbsucht. Seit mehreren Jahren nach Diätfehlern manchmal Magenschmerzen. 1948 Lues. Schwach positive Seroreaktionen. Bis 1951 4 kombinierte Kuren mit Neosalvarsan und Bismogenol. Seroreaktionen bereits nach der ersten Kur negativ. Die fünfte Kur nur mit Bismogenol durchgeführt, da Unverträglichkeitserscheinungen aufgetreten waren (Lockerung der Zähne, Erbrechen).

Ende April 1957 traten zum ersten Male Blasen im Gesicht, an den Armen und Händen nach Licht- und Traumaeinwirkung auf. Alkohol (bis Januar 1957 als Serviererin tätig): früher täglich 6—7 Glas Bier. Zuletzt 1 Flasche Bier täglich.

Befund: Dunkler Teint. Auf Armen und Händen hirsekorn- bis bohnengroße Erosionen, zum Teil mit Krusten bedeckt, zahlreiche kleine Narben. Auf den Streckseiten der Finger vereinzelte Bläschen. Im Gesicht verstreute bis über hirsekorngroße mit Krusten bedeckte Erosionen und atrophische Narben. Vergröberung der Falten um Augen und Mund.

Leber 1 QF unter Rippenbogen vergrößert. Magengegend druckschmerzhaft. Magen-Darm-Passage (Röntgen) o. B.

Laboruntersuchungen: Blutbild o. B., BSG 10/35. Seroreaktionen auf Lues negativ. Gesamtbilirubin 0,5 mg-%. Mancke-Sommer negativ (Grenzkonzentration 100 mg-%). Testacidversuch positiv (Ausscheidung 68,8%). Elektrophorese des Serums: Deutliche Verminderung der Albumine, starke Vermehrung der $\gamma$-Globuline. Galaktoseversuch normal. Nüchternblutzucker 90 mg-%.

Urin: Eiweiß, Zucker, Urobilin negativ; Urobilinogen nicht vermehrt. Fluorescenzprobe auf ätherlösliche Porphyrine und Uroporphyrin wiederholt positiv.

Behandlung und Verlauf: Sulfactingabe führte zu einem Blasenschub. Prohepar, Thiomedon, Vitamin B-Komplex, Leberschonkost. Besserung der Hauterscheinungen.

Quantitative Bestimmung der Harnporphyrine (Harnfarbe normal, 24 Std-Menge 1600 cm$^3$):

194 $\gamma$ Uroporphyrin, 239 $\gamma$ Koproporphyrin, kein Porphobilinogen.

Papierchromatographie der Porphyrine ($R_f$-Werte in Klammern):

Nach CHU:

| | |
|---|---|
| Uroporphyrin | (0,14) |
| Koproporphyrin I | (0,37) |
| Koproporphyrin III | (0,66) |

$$\frac{\text{Koproporphyrin I}}{\text{Koproporphyrin III}} = \frac{3}{1}$$

Nach FALK u. BENSON:

| | |
|---|---|
| Uroporphyrin I | (0,09) |
| Uroporphyrin III | (0,57) |

Nach KEHL u. STICH:

| | |
|---|---|
| Uroporphyrin | (0,26) |
| Koproporphyrin | (0,50) |

$$\frac{\text{Uroporphyrin I}}{\text{Uroporphyrin III}} = \frac{1}{2}$$

## Besprechung der Kasuistik

Es handelt sich bei den von uns beobachteten Krankheitsfällen um die cutane Form der hepatischen Porphyrie. Die hier untersuchten 8 Patienten (6 Männer und 2 Frauen) waren 36—56 Jahre alt, als zum ersten Male Hauterscheinungen auftraten. Die Befragung ergab in keinem Falle einen Hinweis für das gehäufte Vorkommen der Porphyrie in der Familie.

Der Sitz dieser Erkrankung ist die Leber. Durch die klinische Untersuchung und die Laboratoriumsbefunde ließ sich bei 7 Patienten ein Leberschaden nachweisen. Zweimal konnte durch Laparoskopie bzw. Untersuchung des Punktates eine Lebercirrhose als gesichert angesehen werden. In 2 weiteren Fällen konnte zu Beginn der Porphyrie mit den klinischen Funktionsproben keine Leberschädigung nachgewiesen werden; diese wurden erst später positiv. Möglicherweise bestand zuerst nur eine isolierte Störung des spezifischen Enzymsystems in der Leber, die mit den üblichen Funktionsproben nicht erfaßbar war. Die Leberzelle wird offenbar erst durch die vermehrt gebildeten Porphyrine geschädigt. Bei allen Patienten wurden normale Blutwerte gefunden; die gestörte Häminsynthese in der Leber hat demnach keinen Einfluß auf die Hämoglobinbildung im Knochenmark.

Ätiologisch wird für die Manifestation der hepatischen Porphyrie in der Literatur der Einfluß des Alkohols hervorgehoben [1,6,19,25,40]. Bei 6 Patienten der vorliegenden Untersuchungsreihe konnte übermäßiger Alkoholgenuß festgestellt werden. Daher werden auch vorwiegend Männer von der Erkrankung betroffen. BERMAN u. BIELICKÝ[1] messen dieser Noxe für die Ätiologie der Porphyria cutanea tarda eine größere Bedeutung zu als erblichen Einflüssen. Von 2 Patienten wurde in der Anamnese Gelbsucht angegeben. In einem dieser beiden Fälle bestanden in der Vorgeschichte neurologische Symptome und im Oberbauch Koliken, so daß man die Erkrankung der kombinierten Form der hepatischen Porphyrie zurechnen könnte. Zusätzlich wurde in diesem Fall der Verdacht auf Hämochromatose geäußert. Zwei Patienten, die über längere Zeit Alkohol zu sich genommen hatten, machten auch eine Luesinfektion durch, die mit Salvarsan bzw. Neosalvarsan behandelt wurde. Zu der hepatotropen Wirkung der Spirochaeta pallida kam hier noch die toxische Wirkung der antiluischen Medikamente auf das Leberparenchym. In einem Fall fand sich ein Diabetes mellitus. Nach Angabe des Patienten sei vor Auftreten des Diabetes der Urin rot gefärbt gewesen. Über die Kombination von Diabetes und Porphyria cutanea tarda berichtete BERMAN[2]. Danach läßt sich die Frage, ob der Diabetes Ursache oder Folge der Porphyrie ist, oder, ob sich beide Stoffwechselstörungen unabhängig voneinander entwickeln, noch nicht beantworten. Es ist jedoch an eine Leberschädigung durch den abartigen Zuckerstoffwechsel zu denken. Nach TULLOCH u. WARIN[41] wird die Leber bei an Porphyrie Erkrankten viel leichter durch Lebergifte oder durch das Hepatitisvirus geschädigt als bei Gesunden.

Eine erhöhte Empfindlichkeit der Haut gegen Licht und banale Traumen ergab sich aus der Anamnese aller 8 hier untersuchten Patienten. Besonders in den Frühjahrs- und Sommermonaten wurde eine Verstärkung der Hauterscheinungen durch Sonnenlicht beobachtet.

Morphologisch fanden sich vesiculäre und bullöse Efflorescenzen, häufig zusammen mit Juckreiz. In einem Fall bestand daneben eine chronische Dermatitis, für deren Entstehung wahrscheinlich andere Faktoren auslösend waren. Nach Behandlung der Leberschädigung und Anwendung von Lichtschutzsalbe gingen die Hautveränderungen bei den Patienten in wechselndem Maße und nur langsam zurück, ohne vollständig zu verschwinden. In jedem Fall waren die Hauterscheinungen um so ausgeprägter, je höher die Porphyrinausscheidung im Harn war.

Tabelle 2. *Zusammenstellung der Porphyrinanalysen im Harn*

| | Name | Geschlecht | Alter | Urop. (in γ) | Koprop. (in γ) | Urop. I / Urop. III | Koprop. I / Koprop. III | Protop. IX | Deuterop. IX | Porphobilingn. | Anamnese |
|---|---|---|---|---|---|---|---|---|---|---|---|
| 1. | M. W. | weibl. | 50 | 998 | 1104 | 2:1 | 3:1 | + | + | — | Alkohol |
| 2. | F. B. | männl. | 55 | 71 | 13 | 3:1 | 1:1 | — | — | — | Alkohol |
| 3. | A. G. | männl. | 45 | 605 | 624 | 3:1 | 1:3 | (+) | — | — | Alkohol |
| 4. | F. K. | männl. | 51 | 99 | 42 | 2:1 | 2:1 | + | + | — | Alkohol, Diabetes |
| 5. | E. N. | männl. | 57 | 192 | 1208 | 2:1 | 2:1 | — | (+) | — | Alkohol, Lues, Salvarsan |
| 6. | G. P. | männl. | 47 | 167 | 237 | 1:1 | 2:1 | — | + | + | |
| 7. | F. N. | männl. | 52 | 77 | 46 | 1:2 | 1:3 | — | — | + | Ikterus, Kombinationsform der hepat. Porphyrie? Hämochromatose? |
| 8. | C. S. | weibl. | 36 | 194 | 239 | 1:2 | 3:1 | — | — | — | Ikterus, Alkohol, Lues, Neosalvarsan |

Den Symptomen der Lichtdermatosen liegt die endogene Bildung von photodynamisch wirksamen Substanzen zugrunde. Die lichtsensibilisierenden Eigenschaften sowie die photobiologischen Wirkungen der Porphyrine sind bereits eingehend untersucht worden (siehe bei CARRIÉ[9]). Die Hautveränderungen bei der cutanen Form der hepatischen Porphyrie werden durch Einwirkung von kurzwelligen Strahlen auf die Uroporphyrine hervorgerufen[8,39], während die Koproporphyrine in dieser Hinsicht keine Rolle spielen. Den Histaminen dürfte pathogenetisch ebenfalls keine Bedeutung zukommen (GOTTRON u. ELLINGER[20], LANGHOF u. MILDSCHLAG[27]). Das durch die Uroporphyrine sensibilisierte Licht führt zu chemischen und physikalischen Veränderungen im epidermalen Gewebe. Möglicherweise kommt es zur Bildung von aktiviertem Sauerstoff, der dann Eiweiß oxydativ verändert (KIMMIG[26]). Die Strahlenempfindlichkeit der Haut soll von den Sulfhydrilgruppen abhängen, die den Sauerstoff inaktivieren können (LANGHOF[28]).

In Tab. 2 sind die eigenen Untersuchungsergebnisse zusammengefaßt. In allen hier untersuchten Fällen bestand eine erhöhte

Uroporphyrinausscheidung, die für die echte Porphyrie beweisend ist. Von den Uroporphyrin- und Koproporphyrinisomeren wurde bei den hier untersuchten Patienten vorwiegend der Typ I gefunden. FALK u. BENSON[13] konnten in einem Falle zeigen, daß bei der Porphyria cutanea tarda im Verlauf der Erkrankung das Verhältnis der Uroporphyrinisomeren im Harn Schwankungen unterworfen ist. In 2 Fällen wurde nach Erhitzen des angesäuerten Harns eine geringe Erhöhung der Uroporphyrinkonzentration beobachtet, die auf eine Umwandlung von vorhandenem Porphobilinogen in Uroporphyrin zurückzuführen ist. Die Ausscheidung von Porphobilinogen wird bei der cutanen Form der hepatischen Porphyrie nur selten beobachtet[7,8,27]; sie ist für die intermittierend akute Form typisch. Ein Patient, der in der vorliegenden Untersuchungsreihe positiven Porphobilinogenbefund aufwies, bot anamnestisch neurologische und abdominale Symptome, die an die Kombinationsform der hepatischen Porphyrie denken ließen. Proto- und Deuteroporphyrin konnten zum Teil papierchromatographisch nachgewiesen werden. Mesoporphyrin lag im Harn nicht vor.

Da in allen hier untersuchten Fällen Uroporphyrin I und III im Harn vermehrt nachweisbar war, muß bei der cutanen Form der hepatischen Porphyrie die Häminsynthese auf der Stufe des Uroporphyrins gestört sein. Danach ist also die Leberzelle bei dieser Erkrankung nicht in der Lage, Uroporphyrin III zu Protoporphyrin IX ausreichend zu decarboxylieren. Über die Entstehung und Bedeutung des Uroporphyrins I, das keine Zwischenstufe der Häminsynthese darstellt, ist bisher nichts bekannt. Zur Manifestation der hepatischen Porphyrie mit ihren für die Unterformen typischen Symptomen sind offenbar schädigende Einflüsse auf das entsprechende Enzym in der Leber von entscheidender Bedeutung.

## Therapeutische Versuche

Bei der Patientin Margarete W. (siehe oben) wurden die ätherlöslichen und ätherunlöslichen Porphyrine im Harn 6 Wochen lang fast täglich quantitativ bestimmt (Abb. 5). Die Meßergebnisse wurden wieder auf Hämatoporphyrin bezogen. Gleichzeitig wurden die Porphyrinisomeren papierchromatographisch mehrmals in verschiedenen Abständen untersucht. Es wurden im Harn stets mehr Uroporphyrine als Koproporphyrine ausgeschieden. Die Werte schwankten zwischen 850 und 2570 $\gamma$ bzw. zwischen 320 und 1010 $\gamma$. Die täglichen Ausscheidungen wiesen zum Teil erhebliche Schwankungen untereinander auf. Nach Behandlung mit Leberhydrolysaten und B-Vitaminen sank die Porphyrinausscheidung im Harn rasch ab, in den darauffolgenden 10 Tagen erreichte die Ausscheidung jedoch wieder den Ausgangspunkt. Es muß angenommen werden, daß die Porphyrinausscheidung durch Alkoholgenuß ungünstig beeinflußt wurde. Bei zusätzlichen Gaben von Prednison sank die Porphyrinausscheidung[48] erneut und blieb für längere Zeit niedrig. Qualitativ wurden vorwiegend Uro- und Koproporphyrin vom Typ I ausgeschieden. Mesoporphyrin war nicht nachweisbar. Deutero- und Protoporphyrin waren anfangs nur in geringer Menge vorhanden. Im

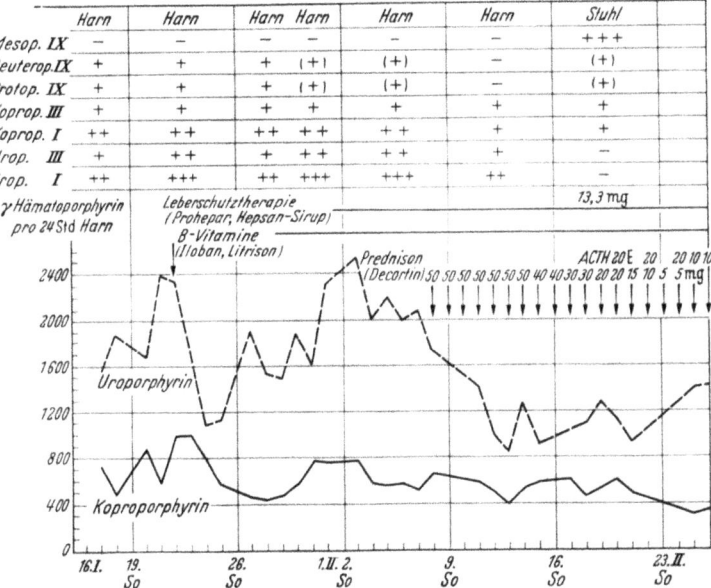

Abb. 5. Pat. Margarete W., 50 J. Qualitative und quantitative Bestimmung der Porphyrine in Harn und Stuhl

Stuhl wurde etwa die vierfache Menge Porphyrin ausgeschieden. Wie erwartet ließen sich dabei keine Uroporphyrine nachweisen, dagegen sehr viel Mesoporphyrin.

Die starken Schwankungen der Porphyrinausscheidung unter der Lebertherapie lassen es gerechtfertigt erscheinen, den Wert der Behandlung mit äußerster Zurückhaltung zu beurteilen. Die Wirkung des Prednisons läßt vielleicht auf eine gewisse Besserung der Stoffwechsellage schließen.

## Zusammenfassung

Bei 8 Patienten mit Symptomen der cutanen Form der hepatischen Porphyrie wurden die Porphyrine im Harn analysiert. Die ätherlöslichen Porphyrine und die ätherunlöslichen Uroporphyrine wurden nach HANS FISCHER u. SAILLET gewonnen. Die quantitative Bestimmung erfolgte durch Fluorescenzmessung und wurde auf Hämatoporphyrin bezogen. Mit den von KEHL u. STICH, CHU sowie FALK u. BENSON angegebenen papierchromatographischen Methoden wurden die Porphyrine in die einzelnen Komponenten bzw. Isomeren getrennt.

In allen Fällen wurde eine vermehrte Ausscheidung des Uroporphyrins im Harn festgestellt; teilweise waren auch erhöhte Mengen Koproporphyrin und Spuren von Proto- und Deuteroporphyrin im Harn nachzuweisen. Zwei Patienten schieden auch Porphobilinogen aus, wovon einer in der Anamnese Zeichen der kombinierten Form der hepatischen Porphyrie bot.

Bei der Untersuchung der Uroporphyrin- und Koproporphyrinisomeren, die nach ihrer Fluorescenzintensität auf dem Papierchromatogramm geschätzt wurden, fand sich überwiegend der Typ I.

Bei der hier vorliegenden cutanen Form der hepatischen Porphyrie kann die Leber die Decarboxylierung und Dehydrierung von Uroporphyrin zu Protoporphyrin nicht genügend durchführen, so daß die Häminsynthese in der Leber auf der Stufe des Uroporphyrins stehenbleibt. Zur Manifestation der Erkrankung dürften schädigende Einflüsse auf das Enzymsystem in der Leber von Bedeutung sein.

Die Therapie ist wenig erfolgversprechend, vielleicht kann mit Cortisonen eine gewisse Besserung der Stoffwechsellage erreicht werden.

## Literatur

[1] BERMAN, J., u. T. BIELICKÝ: Dermatologica (Basel) **113**, 78 (1956). — [2] BERMAN, J.: Z. ges. inn. Med. **11**, 186 (1956). — [3] BRUGSCH, J.: Z. ges. inn. Med. **6**, 483 (1951). — [4] BRUGSCH, J.: Porphyrine. Leipzig: Johann Ambrosius Barth-Verlag 1952. — [5] BRUGSCH, J.: Z. ges. inn. Med. **4**, 253 (1949). — [6] BRUNSTING, L. A., and H. L. MASON: Arch. Derm. Syph. (Chicago) **60**, 66 (1949). — [7] BRUNSTING, L. A.: Hautarzt **11**, 536 (1953). — [8] BRUNSTING, L. A.: Arch. Derm. Syph. (Chicago) **70**, 551 (1954). — [9] CARRIÉ, C.: Die Porphyrine. Leipzig: Georg Thieme 1936. — [10] CHU, T. C., and A. GREEN: J. biol. Chem. **190**, 643 (1951). — [11] DUESBERG, R.: Medizinische **1955**, 945. — [12] FALK, I. E., E. I. B. DRESEL and C. RIMINGTON: Nature (Lond.) **172**, 292 (1953). — [13] FALK, R., and A. BENSON: Biochem. J. **55**, 101 (1953). — [14] FISCHER, H.: Verh. dtsch. Ges. inn. Med. 7 (1933). — [15] FISCHER, H.: Ergebn. Physiol. **15**, 791 (1916). — [16] FISCHER, H.: Hoppe-Seylers Z. physiol. Chem. **96**, 177 (1915). — [17] FISCHER, H., u. H. ORTH: Die Chemie des Pyrrols 2/1, Leipzig 1937. — [18] GAJDOS, A., et M. GAJDOS-TÖRÖK: Rev. franç. Et. clin. biol. **1**, 966, 1084 (1956). — [19] GERAUER, A., u. O. HÜCKSTÄDT: Dtsch. med. J. **6**, 270 (1955). — [20] GOTTRON, H., u. F. ELLINGER: Arch. Derm. Syph. (Berl.) **164**, 11 (1931); **167**, 325 (1933). — [21] GÜNTHER, H.: Dtsch. Arch. klin. Med. **105**, 89 (1912); **134**, 257 (1920). — Erg. path. Morph. Physiol. Sinnesorg. **20**, 608 (1922). — [22] KEHL, R., u. B. GÜNTER: Klin. Wschr. **1954**, 121. [23] KEHL, R., u. B. GÜNTER: Hoppe-Seylers Z. physiol. Chem. **297**, 254 (1954). — [24] KEHL, R., u. W. STICH: Hoppe-Seylers Z. physiol. Chem. **289**, 6 (1952). — [25] KIMMIG, J.: Fortschritte der prakt. Dermatologie. Berlin: Springer 1952. — [26] KIMMIG, J.: Arch. Derm. Syph. (Berl.) **200**, 68 (1955). — [27] LANGHOF, H., u. G. MILDSCHLAG: Arch. Derm.

Syph. (Berl.) **199**, 21 (1954). — [28] LANGHOF, H.: Arch. Derm. Syph. (Berl.) **200, 86** (1955). — [29] LEMBERG, R.: Fortschr. Chem. organ. Naturstoffe **11**, 299 (1954). — [30] NICHOLAS, R. E. H., and A. COMFORT: Biochem. J. **45**, 208 (1949). — [31] NICHOLAS, R. E. H., and C. RIMINGTON: Biochem. J. **48**, 306 (1951). — [32] SAILLET, Rev. méd. franç. **16**, 543 (1896); **17**, 135 (1897). — [33] SCHMID, R., S. SCHWARTZ u. C. J. WATSON: Acta haemat. (Basel) **10**, 150 (1953). — [34] SCHREUS, H. T., u. C. CARRIÉ: Klin. Wschr. **1933**, 745. — [35] SHEMIN, D., and D. RITTENBERG: J. biol. Chem. **159**, 567 (1945). — [36] SHEMIN, D., and C. J. RUSSELL: J. Amer. chem. Soc. **75**, 4873 (1953). — [37] SHEMIN, D.: Ergebn. Physiol. **49**, 299 (1957). — [38] SIEDEL, W.: Der Stoffwechsel der Porphyrine in B. FLASCHENTRÄGER u. E. LEHNARTZ: Physiolog. Chemie, ein Lehr- u. Handbuch, II/1. Berlin, Göttingen, Heidelberg: Springer 1954. — [39] STICH, W., u. H. GÖTZ: Dtsch. med. Wschr. **1957**, 29. — [40] SUTHERLAND, D. A., and C. J. WATSON: J. Lab. clin. Med. **37**, 39 (1951). — [41] TULLOCH, L. G., and R. P. WARIN: Brit. J. Derm. **69**, 82 (1957). — [42] VANNOTTI, A.: Porphyrine und Porphyrinkrankheiten, Berlin: Springer 1937; Porphyrinurie und Porphyrinkrankheiten in G. v. BERGMANN: Handb. d. Inn. Med. VII/2, Berlin, Göttingen, Heidelberg: Springer 1955. — [43] WALDENSTRÖM, J.: Acta med. scand. (Stockh.) **82**, 1 (1937). — [44] WATSON, C. J., P. T. LOWRY, R. SCHMID, V. E. HAWKINSON and S. SCHWARTZ: Transact. Ass. Amer. Phycns. **64**, 345 (1951). — [45] WATSON, C. J.: J. Lab. clin. Med. **37**, 831 (1951). — [46] WITTENBERG, J., and D. SHEMIN: J. biol. Chem. **175**, 103 (1953). — [47] ZELIGMAN, I., and M. BAUM: Arch. Derm. Syph. (Chicago) **58**, 357 (1948). — [48] ZELIGMAN, I.: Arch. Derm. Syph. (Chicago) **74**, 33 (1956).

Die Untersuchungen wurden im physiologisch-chemischen Laboratorium der Universitäts-Hautklinik Frankfurt am Main durchgeführt. Herrn Privatdozent Dr. G. LEONHARDI bin ich für die Überlassung des Themas und die stetige Förderung meiner Arbeit zu besonderem Dank verpflichtet.

Für die Erlaubnis zur Einsichtnahme in die Krankenblätter danke ich Herrn Professor Dr. Dr. Dr. h.c. O. GANS (Direktor der Universitäts-Hautklinik Frankfurt am Main), Herrn Professor Dr. F. HOFF (Direktor der I. Medizinischen Universitätsklinik Frankfurt am Main) und Herrn Professor Dr. M. GÄNSSLEN (Direktor der II. Medizinischen Universitätsklinik Frankfurt am Main).

GPSR Compliance

The European Union's (EU) General Product Safety Regulation (GPSR) is a set of rules that requires consumer products to be safe and our obligations to ensure this.

If you have any concerns about our products, you can contact us on

ProductSafety@springernature.com

In case Publisher is established outside the EU, the EU authorized representative is:

Springer Nature Customer Service Center GmbH
Europaplatz 3
69115 Heidelberg, Germany

www.ingramcontent.com/pod-product-compliance
Ingram Content Group UK Ltd.
Pitfield, Milton Keynes, MK11 3LW, UK
UKHW022234230426
12048UKWH00017BA/1240